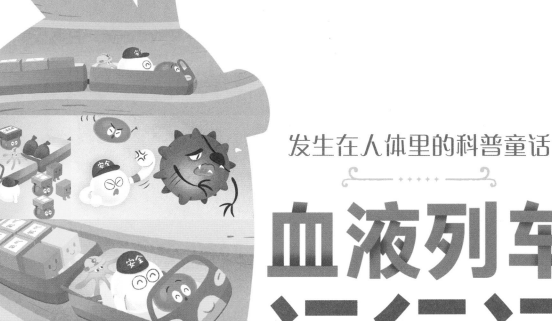

发生在人体里的科普童话

血液列车运行记

赵静 著　李依芯 刘朝阳 绘

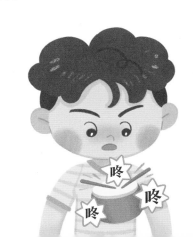

人民卫生出版社
·北京·

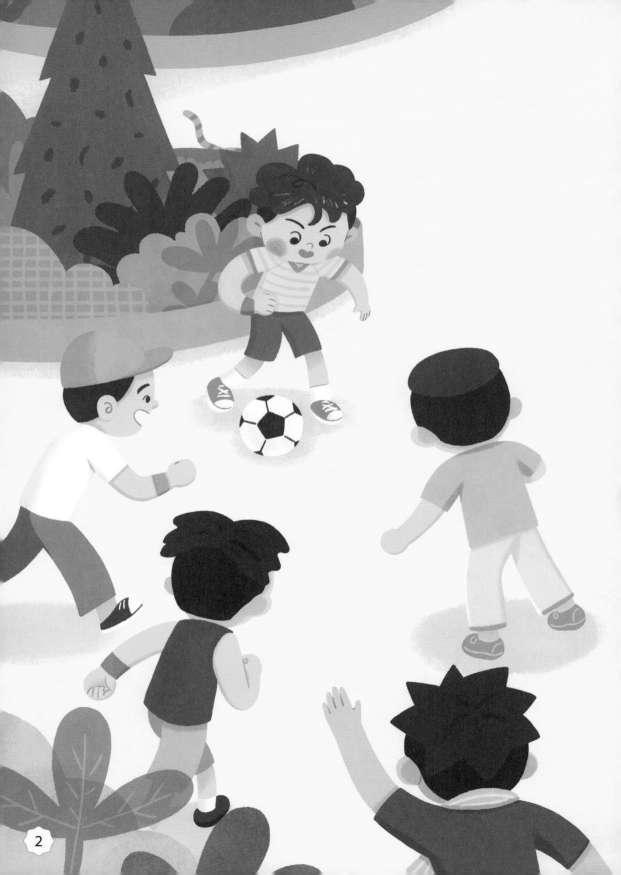

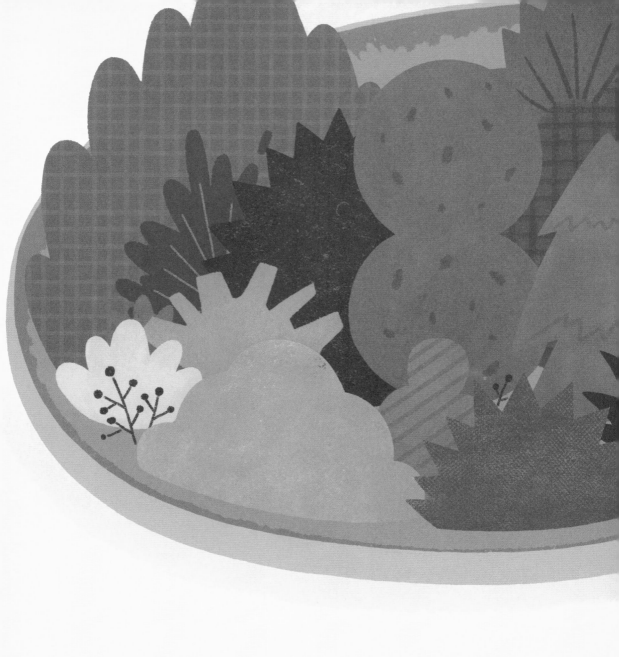

在小区的花园边，小布丁正在和一群小朋友玩耍。

突然，一只小猫蹿了出来。

"抓住它！抓住它！"小朋友们大叫起来，疯狂地追了过去，勇敢的小布丁跑在最前面。

小猫跑得飞快，三下两下就没影了。

小布丁和小伙伴们停止了追逐，表情有些沮丧。

"咚咚、咚咚……"小布丁的胸膛里传出了有节奏的咚咚声，这是什么声音？

难道小布丁的胸膛里藏着一面小鼓？

嘿嘿，哪有什么小鼓，那是心脏跳动的声音。

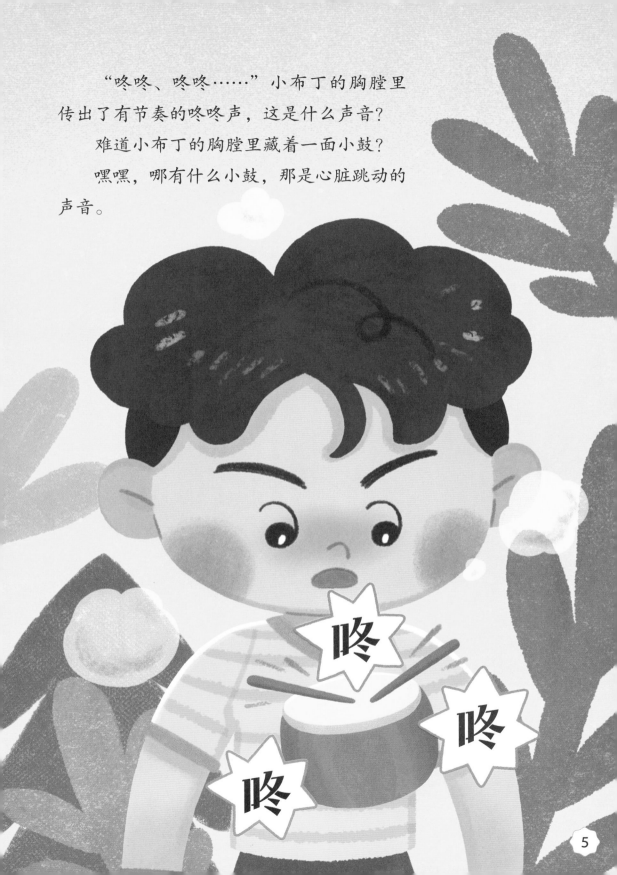

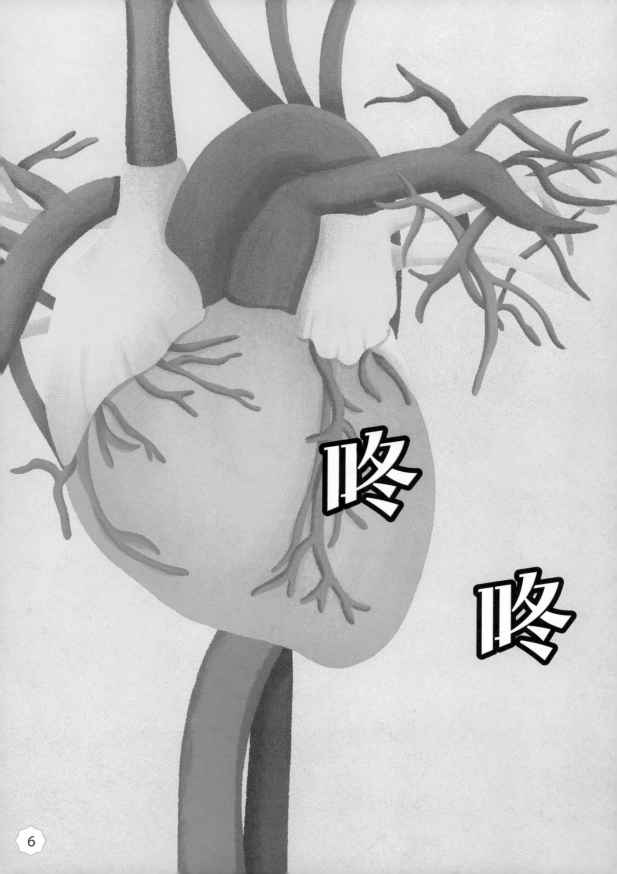

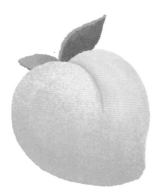
桃子

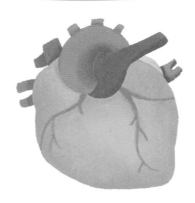
心脏

心脏是生命的"发动机"，是人体心血管系统的主要器官。

它位于胸腔内，其大小和拳头差不多，外形像个桃子。

这个"桃子"虽然不能吃，但它的作用却非常大。它所属的心血管系统，作用就更了不得啦！

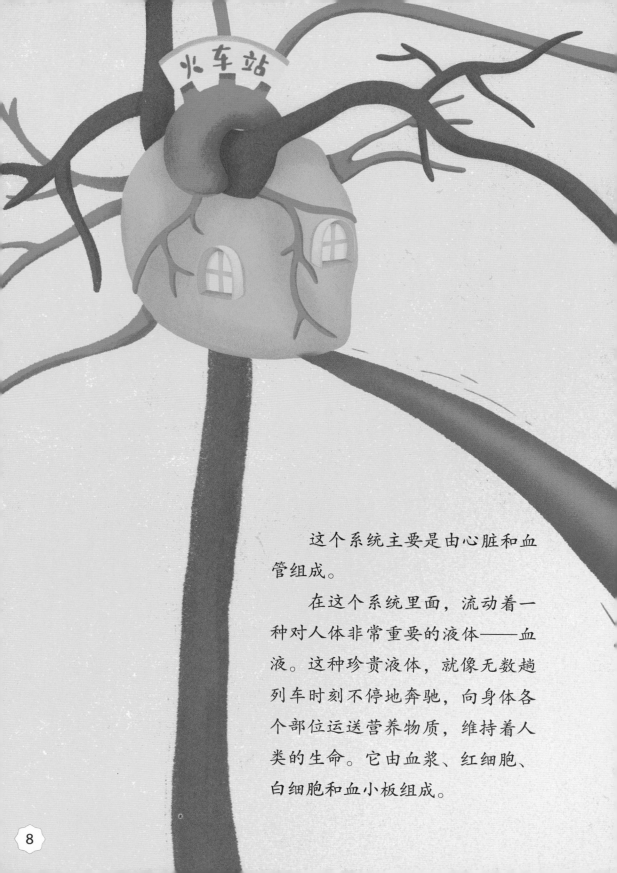

这个系统主要是由心脏和血管组成。

在这个系统里面，流动着一种对人体非常重要的液体——血液。这种珍贵液体，就像无数趟列车时刻不停地奔驰，向身体各个部位运送营养物质，维持着人类的生命。它由血浆、红细胞、白细胞和血小板组成。

红细胞、白细胞、血小板，是血液列车上的工作人员；血浆里的养料是乘客；血液里的氧气是重要物资。

心脏，是血液列车出发、归来都要经过的场所。另外，它每次跳动所产生的收缩力，正是血液列车的动力。所以，心脏既是这些列车的始发站，又是终点站，还是补给站。

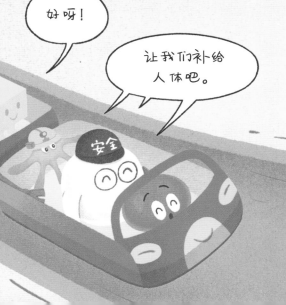

血管是运送血液的管道，也就是血液列车行驶的铁路轨道。

　　这些列车周而复始地运行，把人体所需的营养物质输送到全身各器官组织，同时，还会把组织细胞的代谢产物运送到肾、肺和皮肤，排出体外。此外，它们还能调节体温、"支援"人体免疫……怎么样，厉害吧！

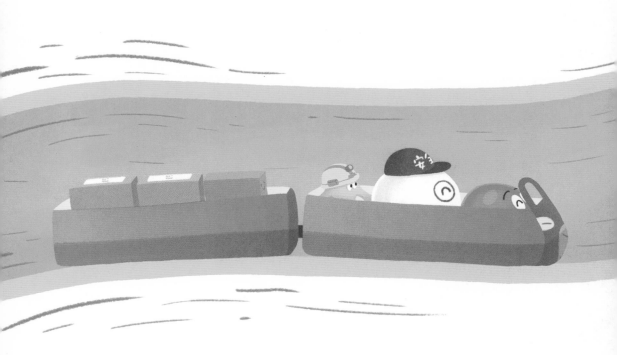

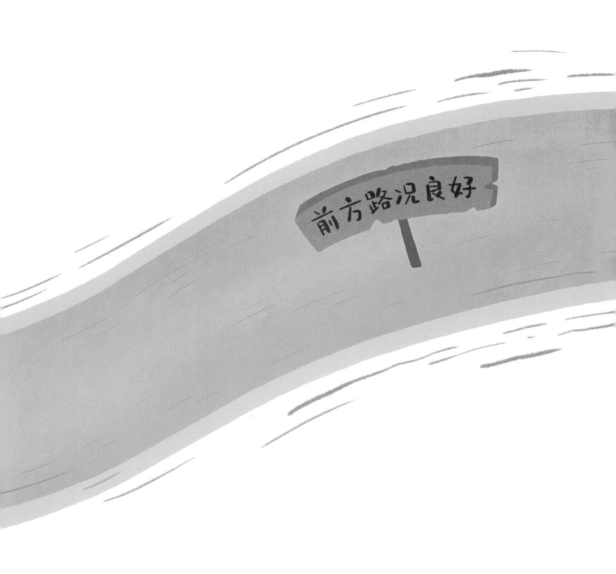

　　心血管系统对人体非常重要，其良好的工作状态，是人们身体健康的保证！

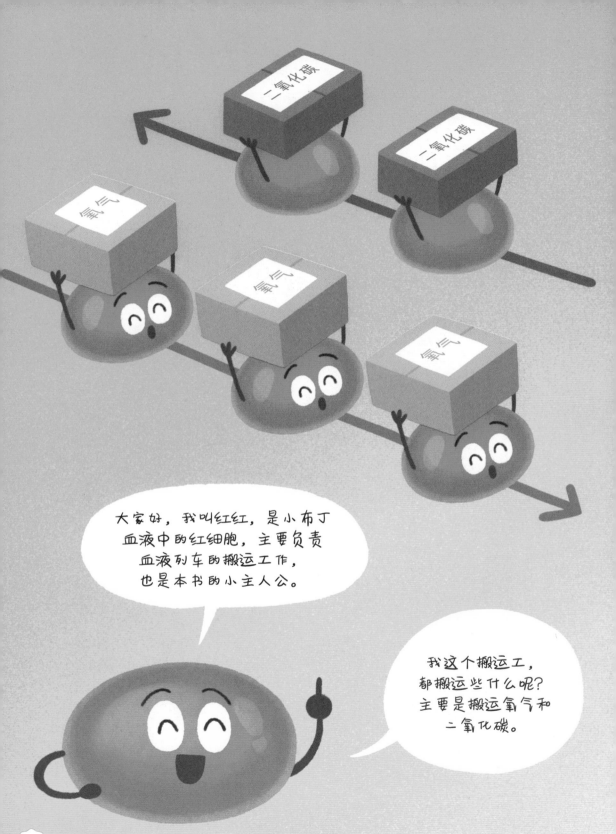

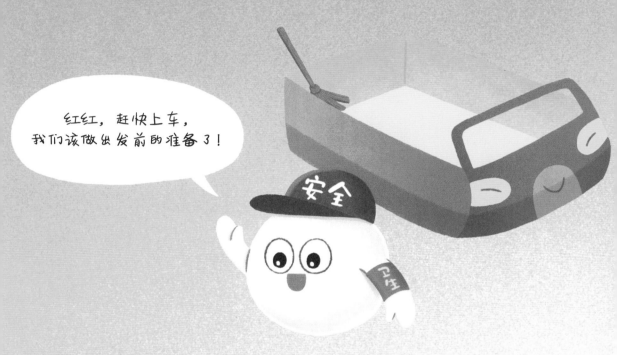

　　"红红，赶快上车，我们该做出发前的准备了！"

　　刚刚喊我的，叫白白，它是小布丁血液中的白细胞，负责安全和卫生工作。

　　"好嘞！"我干脆地回应着白白。

　　血液列车快要出发了，朋友们，请跟随我们的列车，感受一下我们的工作吧。

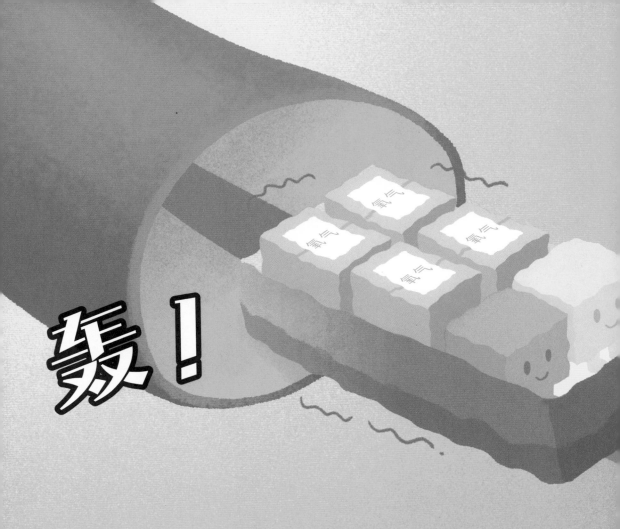

轰！

    上车后，我告诉白白，我们已经把这趟列车的关键运输物资——氧气，统统搬上来了。我又打量了一下车厢，各种养料都已经装好，工作人员也全体到岗了。

    一切就绪，列车广播适时响起："大家好，这次出行，叫'体循环'，祝大家旅途愉快！"

    播音刚结束，只听"轰隆"一声，心脏火车站强烈震动起来，这可把头一次参加出行的白白吓了一大跳。

轰隆！

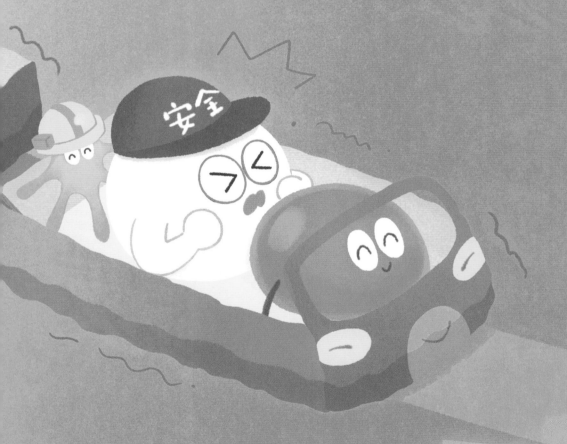

你知道吗

血液中各种细胞的生命周期

红细胞平均寿命为 100~120 天，白细胞平均寿命为 9~13 天，血小板平均寿命为 8~9 天，红细胞的生命周期明显更长。在它们面前，大多数白细胞、血小板，都是"新员工"。

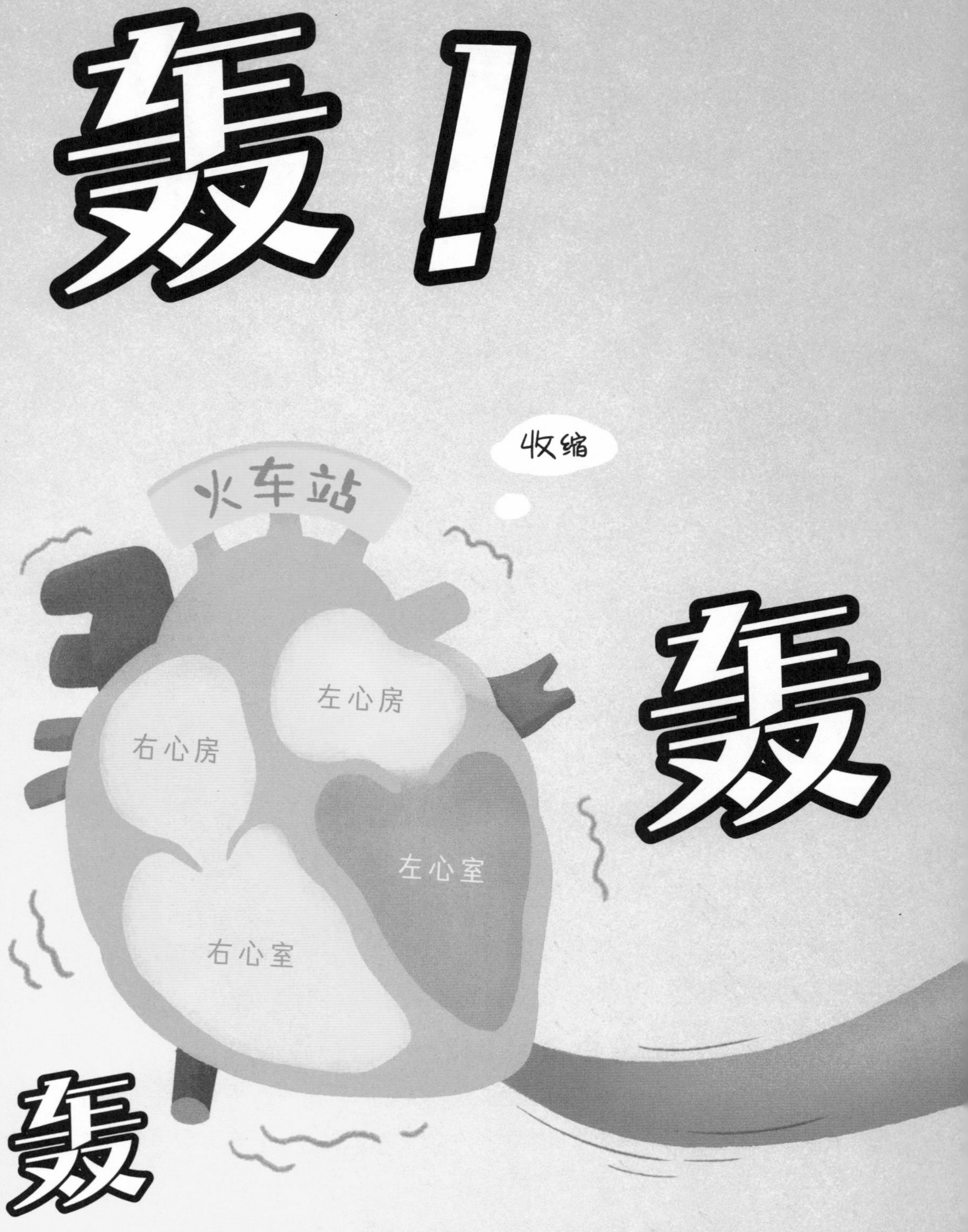
轰！
收缩
火车站
左心房
右心房
左心室
右心室
轰
轰

作为老员工，我赶紧告诉白白，血液列车的车头不产生动力，列车的运行完全依靠心脏火车站的收缩震动。

听了我的解释，白白很快安静了下来。伴随着震耳欲聋的巨大轰鸣，血液列车瞬间提速，飞一样地驶离了左心室。

我继续对它说："白白，以后胆子可不能总这么小，你是大家的安全员，万一有危险，我们还需要你保护呢。"白白听后，握紧拳头，郑重地点了点头。

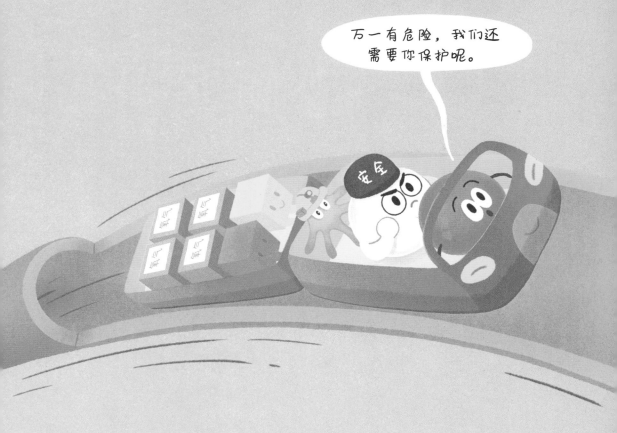

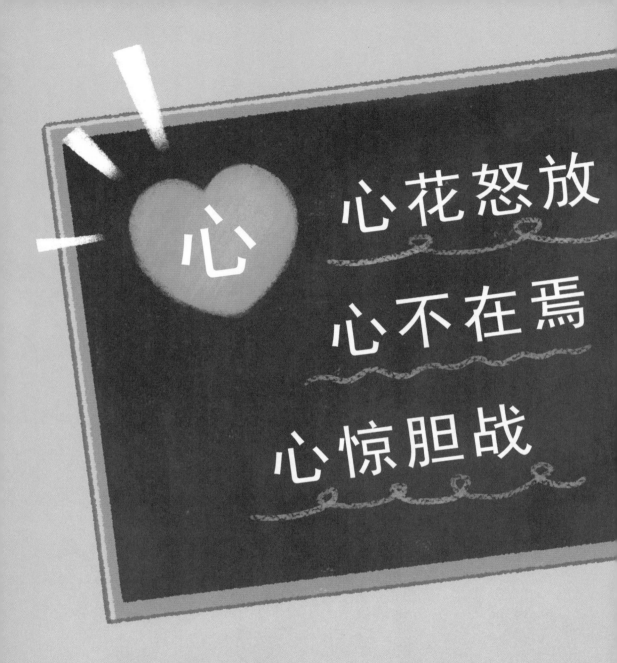

心

心花怒放

心不在焉

心惊胆战

　　为了帮助白白放松，我想考考它："你都知道哪些带'心'字的成语呢？"没想到，这竟是白白的强项。

"当小布丁受到老师表扬时，他就'心花怒放'；当小布丁做事不专心时，就是'心不在焉'；当小布丁遇到龇牙咧嘴的大狗狗时，他会'心惊胆战'；当小布丁……"白白一口气说了好几个成语。

"打住，打住，我算是对你'心悦诚服'了！"说完，我俩哈哈大笑起来。

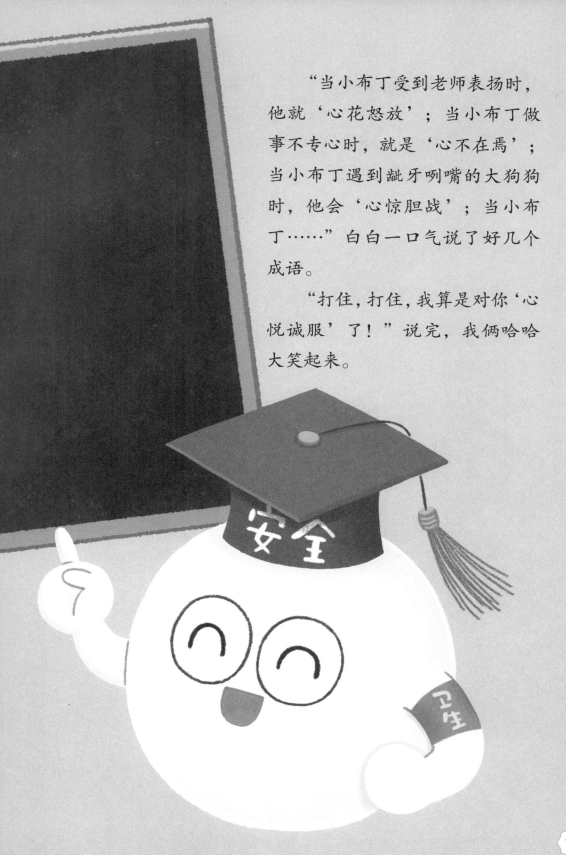

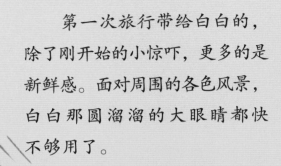

第一次旅行带给白白的，除了刚开始的小惊吓，更多的是新鲜感。面对周围的各色风景，白白那圆溜溜的大眼睛都快不够用了。

"咦，别的列车怎么往那边开了，咱们不会走错路了吧？"白白指着一辆远去的血液列车问道。我告诉白白，沿着"体循环"线路旅行时，会有很多趟列车同时从心脏火车站出发。

刚开始，列车们都会经过一条叫主动脉的宽大隧道，很快，这条"铁路主干线"会分成很多条支线，列车们也会分成很多队列：有的会开往我们的小主人——小布丁的大脑、手臂；有的开往胃、肠、肝、肾；有的开往小布丁的腿和脚等地方；甚至还有一条特殊专线，专门围着心脏火车站行驶，它能支援车站"建设"，给心脏提供营养，不然，心脏哪有力气给列车们充能提速呢？

你知道吗 ?

冠状动脉

　　心脏作为泵血的动力器官，本身也需要足够的血液供应。冠状动脉正是专门给心脏输送血液的动脉，它以主动脉根部为起点，分成左右两支，分布在心脏表面。用故事里的话来说，它像一条围着心脏火车站运行的"特殊专线"。

火车站

出发

主动脉

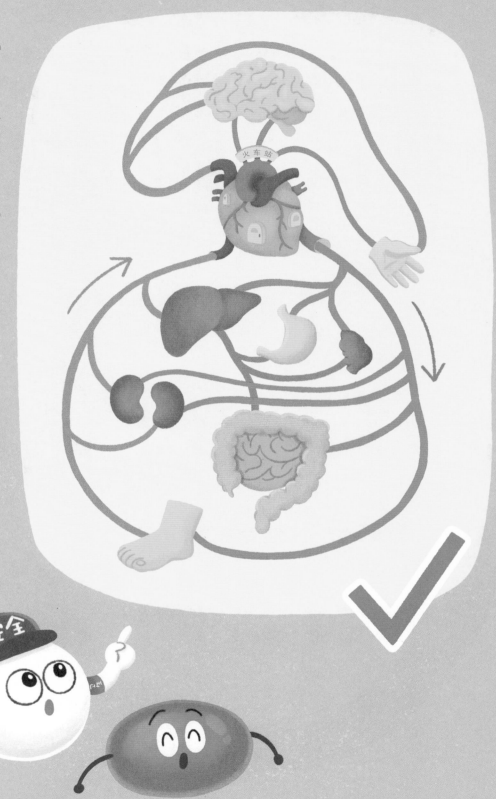

『体循环铁路运行图』

我还告诉白白，这些从心脏出发的铁路，都叫动脉，而到了目的地之后，所有血液列车都会通过各自特定的铁路返程——也就是静脉——开回心脏火车站。

"哦，我知道了，在这些大大小小的铁路线上，把所有血液列车的去程和返程加在一起，才是一次完整的体循环。这个循环路线也不是单独一条环线，而是由很多条'环形铁路线'共同组成的。"望着"体循环铁路运行图"，白白恍然大悟。

"对，血液列车一直这样顺畅运行，小布丁才能健康成长。"我愉快地回应着。

有人觉得，体循环系统在工作时，血液会像下图一样，依次进入每个器官。其实，这样的理解是错误的。

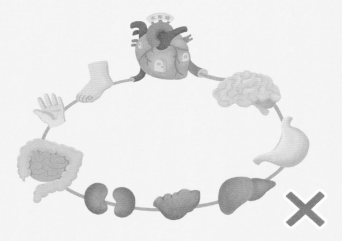

在一次体循环内，血液会同时分别进入各个器官。比如，有的血液流进脑，有的血液流进肝，有的血液流进肾……这样一来，在这次体循环中，流进脑的血液，不会再进入肝或肾。

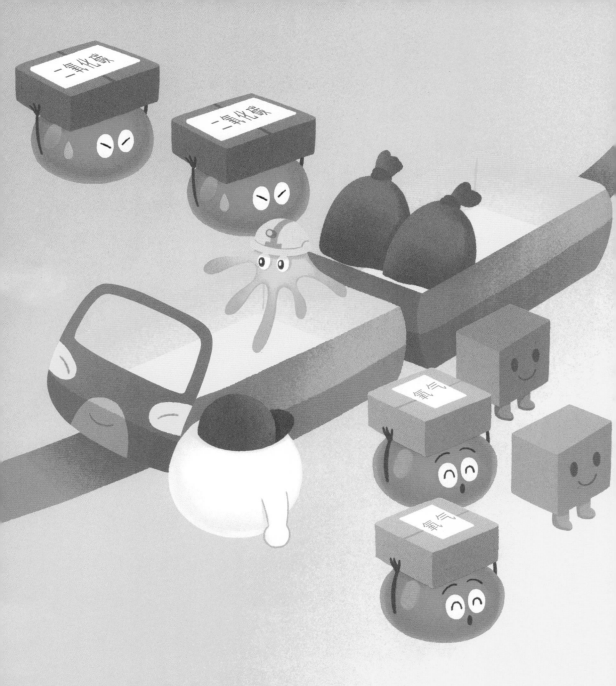

　　伴随着愉快的交谈，许多列车已经分别到达了目的地，他们把氧气和营养物质等"乘客"送到那里，又把这些地方的二氧化碳和其余"垃圾"顺便拉走。当然，氧气和二氧化碳，都是车上的红细胞兄弟们搬运的。

不知不觉中，我们这趟列车也顺利抵达目的地——小肠了，除了完成同样的工作，我们还有特殊使命。这里有好多好吃的、好喝的，都是肠道吸收的营养物质，我们要把它们全都带走，送到更多的身体细胞里。

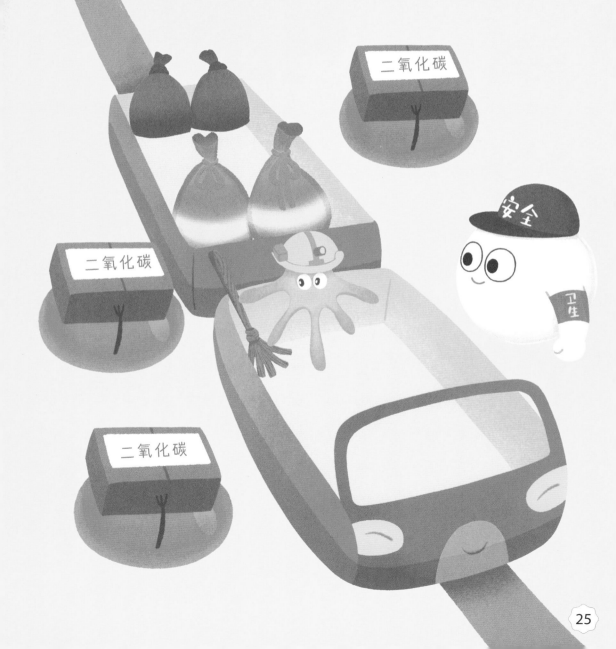

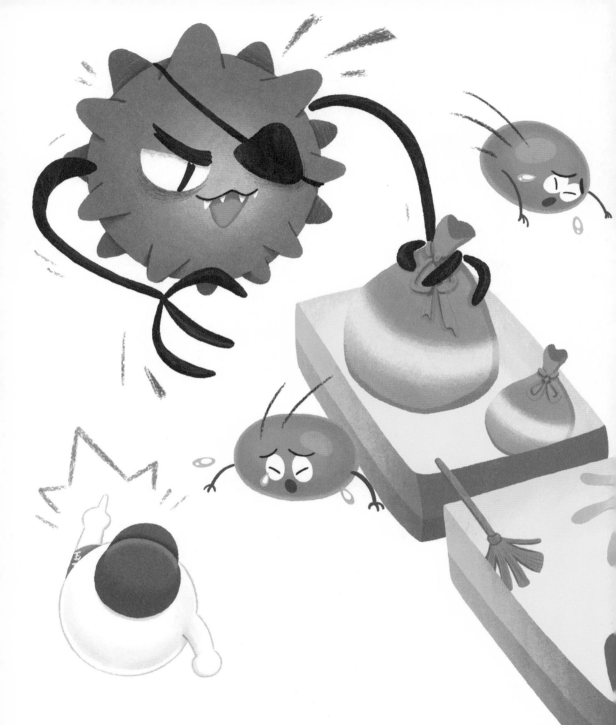

　　很快，列车就装满了。正准备出发，车上突然传来紧急的呼救声。大家四下张望，原来，一个大细菌冲上了车，正在抢夺营养物质，细胞们危在旦夕。

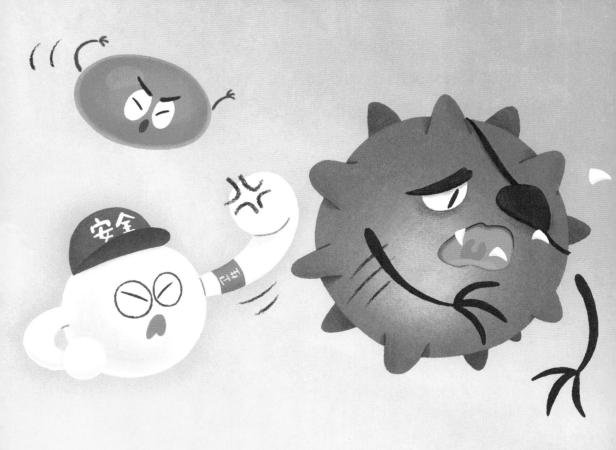

　　"坏蛋，哪里跑！"旁边的白白，一个箭步冲了上去，它怒吼着，三拳两脚就把大细菌消灭了，然后，白白麻利地清理了战斗中留下的痕迹。"我不但是安全员，还是保洁员呢！"白白自言自语道。

　　大伙儿长长地出了一口气，纷纷向白白投去敬佩的目光。我也猛然发现，白白勇敢起来了。它认真地履行了职责，是一名值得信赖的员工。

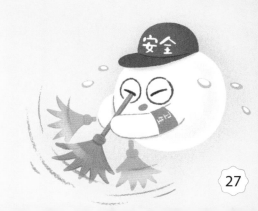

列车继续开动，我们要踏上归程喽。这时，爱提问的白白又开口了，它问道："红红，我们的列车怎么变色了？"

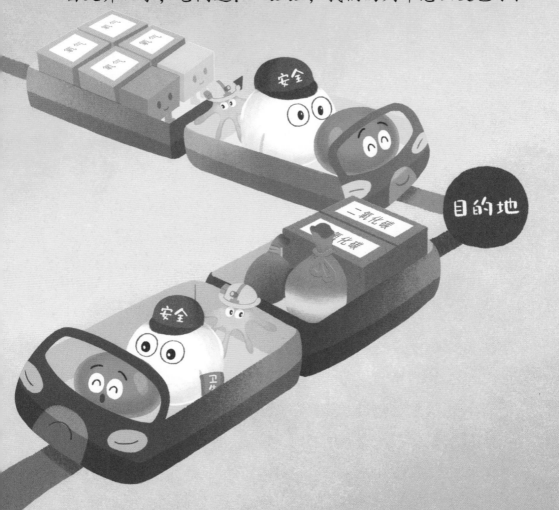

我笑了笑，开始耐心地解释："没到目的地之前，体循环线路上所有疾驰的血液列车都满载着氧气。这时，血液颜色是鲜红的，常被人类叫作动脉血液。到达目的地以后，氧气被陆续卸下，二氧化碳和其他废料越装越多，所以红色慢慢变暗，这时的血液，也要改名叫静脉血液了。从此刻起，血液列车的动力开始出现不足，是时候回心脏火车站提速了。"

"既然踏上了返程道路，我们是不是直接回到心脏火车站呀？"白白一边机警地环视着列车周围，一边继续追问道。

"大多数支线直接返程，可我们小肠支线不是，我们跟胃支线的兄弟们，要先绕道去趟肝脏那里。"我回答道。

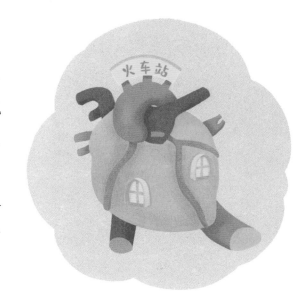

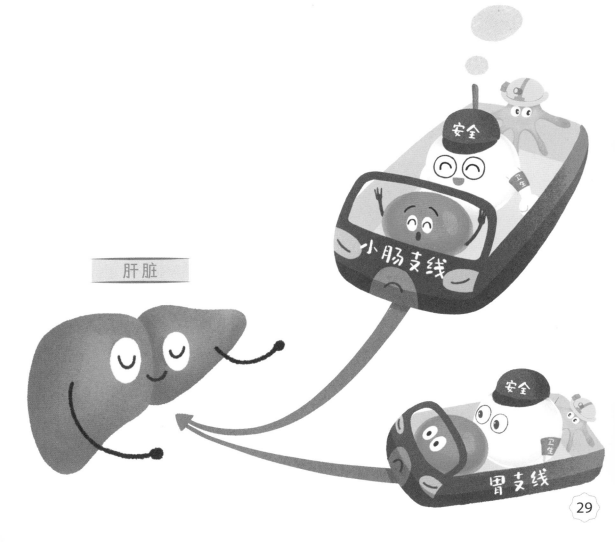

肝脏

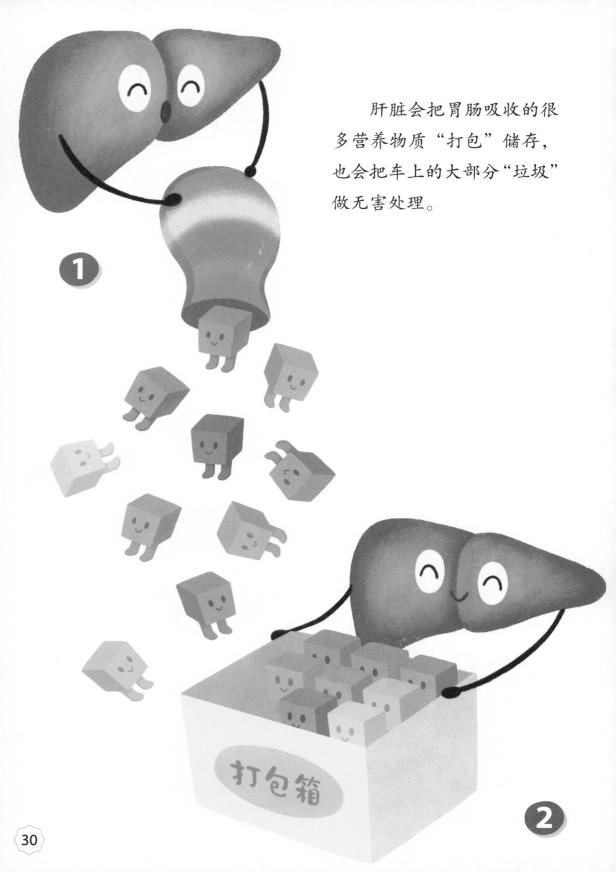

肝脏会把胃肠吸收的很多营养物质"打包"储存，也会把车上的大部分"垃圾"做无害处理。

1

2

打包箱

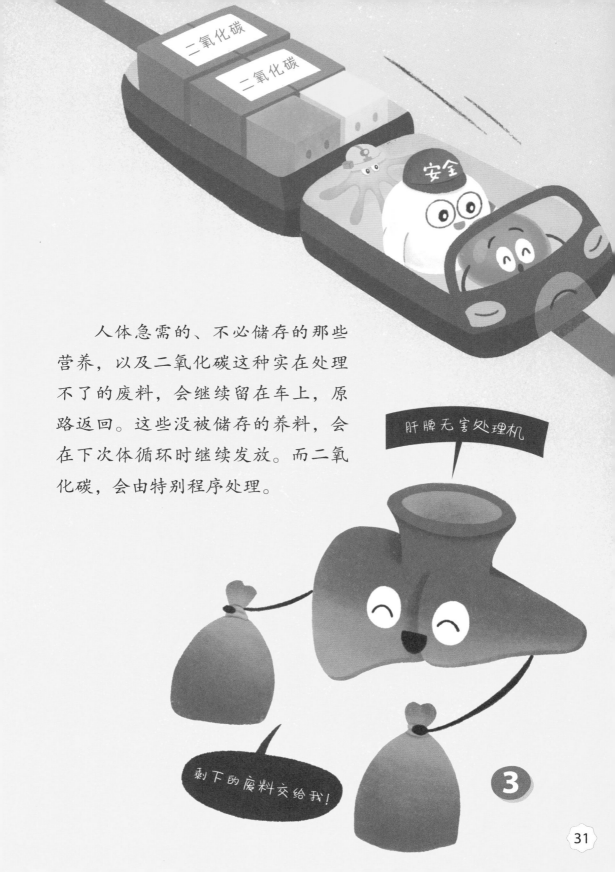

人体急需的、不必储存的那些营养，以及二氧化碳这种实在处理不了的废料，会继续留在车上，原路返回。这些没被储存的养料，会在下次体循环时继续发放。而二氧化碳，会由特别程序处理。

肝脾无害处理机

剩下的废料交给我！

3

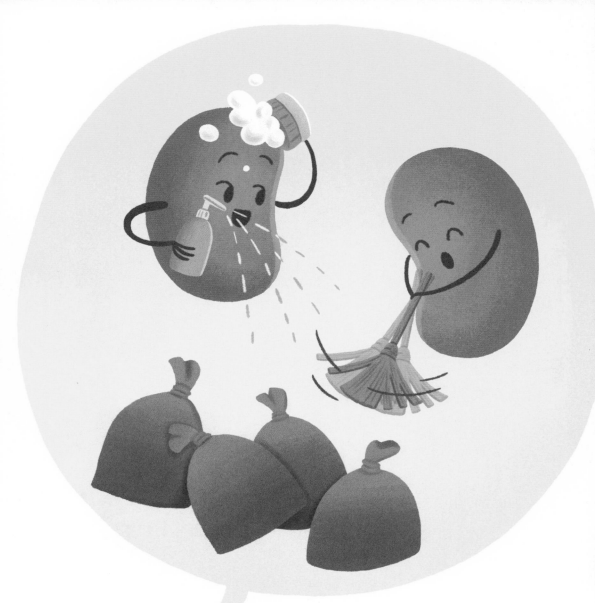

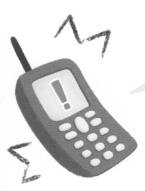

　　正说着，列车呼叫器响了，肾脏支线的伙伴们向我们报平安。它们已经把给养送到了肾脏，还把小布丁体内的另外一部分废料交给肾脏清理，估计现在废料已经随着小便排出体外了。

预感到求知欲强烈的白白又要发问，我抢先一步答道："每次体循环，只有路过肝和肾的血液列车才能得到清理。但循环是无休止的，所以不必心急，这次没路过的列车，总有机会弥补'遗憾'。经过很多趟列车的运行，全身血液就都被清洁了。"

　　"想一想，也确实是这个道理。如果每个来回，肝、肾都把所有列车'洗刷'一遍，那这两个器官，早就累得倒下了。"白白若有所思地念叨着。

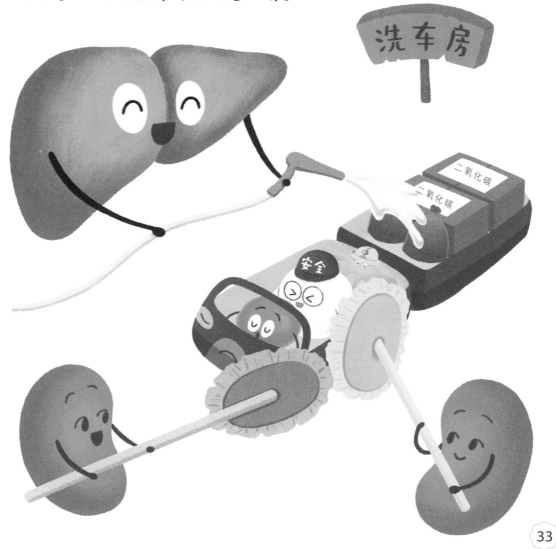

就在这时，"咣当咣当……"的声音由远及近，我们遇上了一趟来自下肢的返程列车。"嗨，你们好！"我们热情地打着招呼，可是，那辆车上的成员没有热烈回应，只有一脸疲惫。

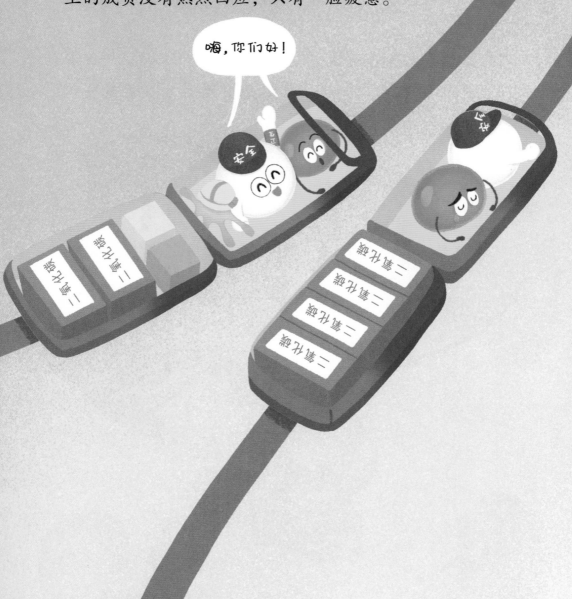

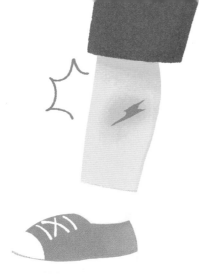

通过列车呼叫器，我们得知：原来，就在刚刚，我们的小主人小布丁，不小心划破了腿上的血管，导致这趟列车差点儿脱轨。

幸亏它们车上的维修班组成员——血小板们表现英勇，个个冲锋在前，奋不顾身地用身体堵住了血管的破口，才让这趟列车平安归来。

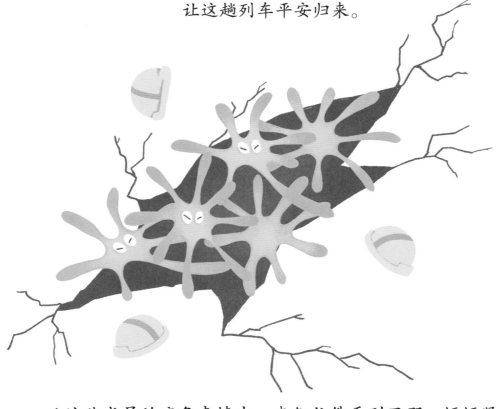

从这些成员的疲惫表情中，我们仿佛看到了那一幅幅紧张的抢险画面。想起那些曾在站台上与大家一起出发，现在却已经牺牲的伙伴，我们非常伤心，谁都不想说话，车上变得静悄悄的。

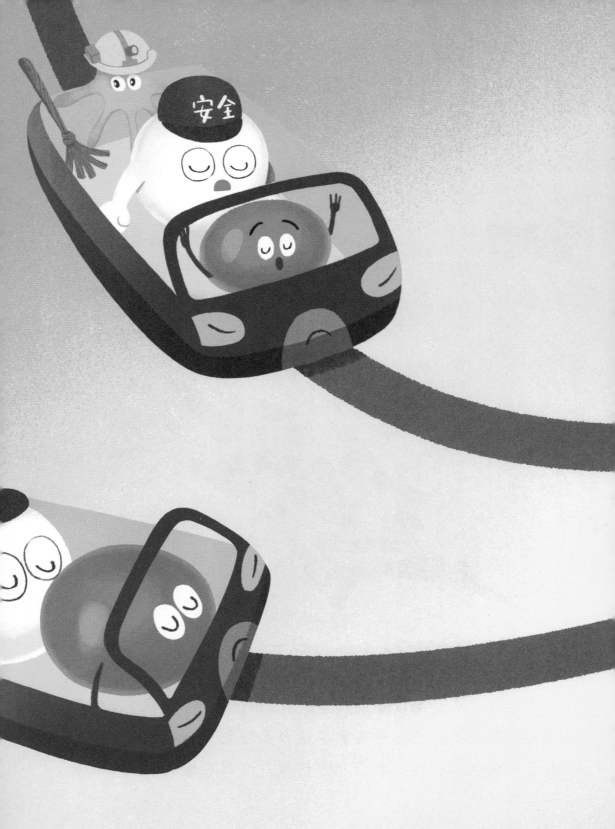

经过一路的奔波，曾经分开的血液列车们，终于在归途中陆续会合了。

虽然有人遭遇了挫折，但在这次旅程中，大家全都完成了任务，得到了锻炼，经受住了考验。

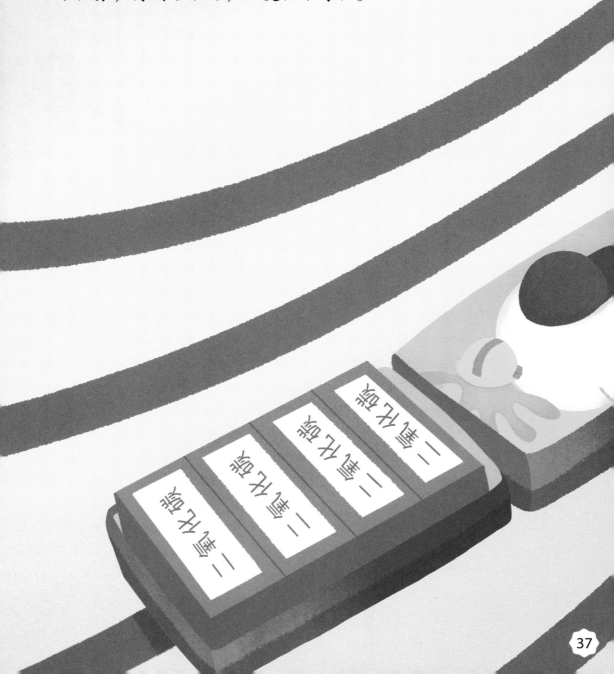

历经了喜怒哀乐，终于，我们回到心脏火车站啦！

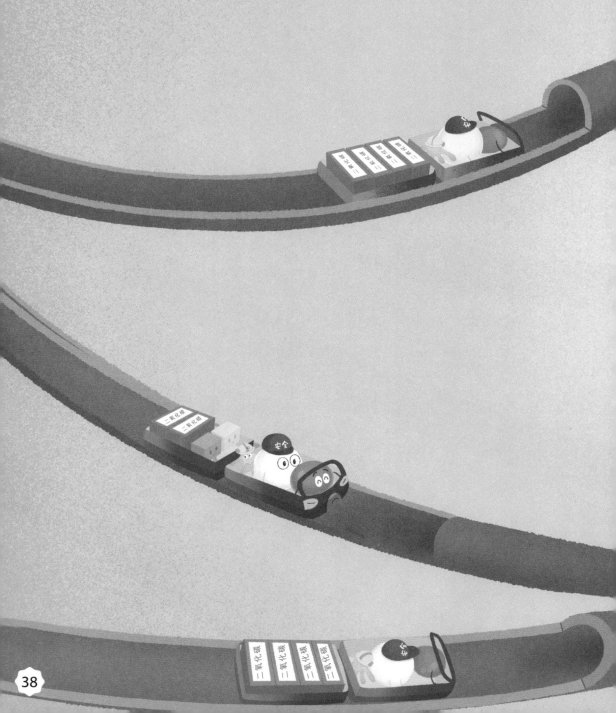

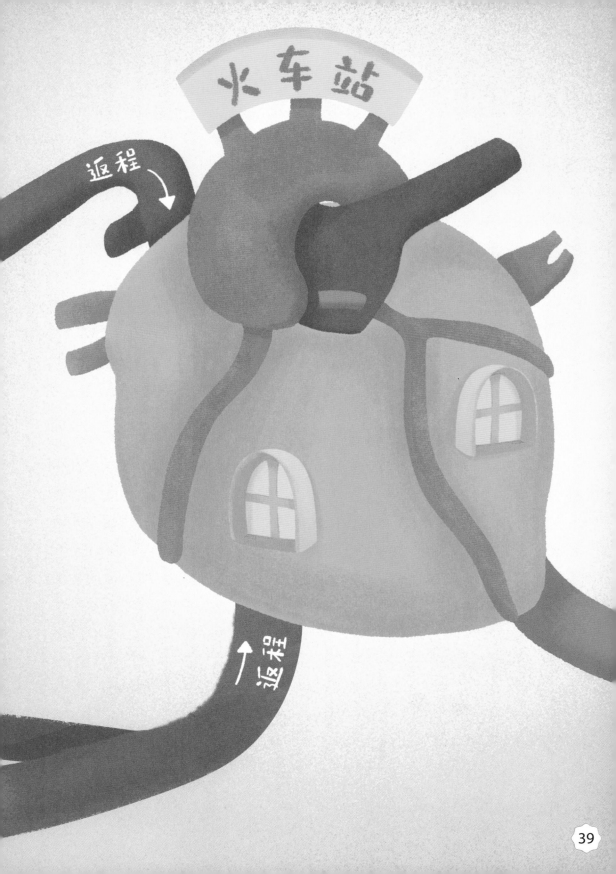

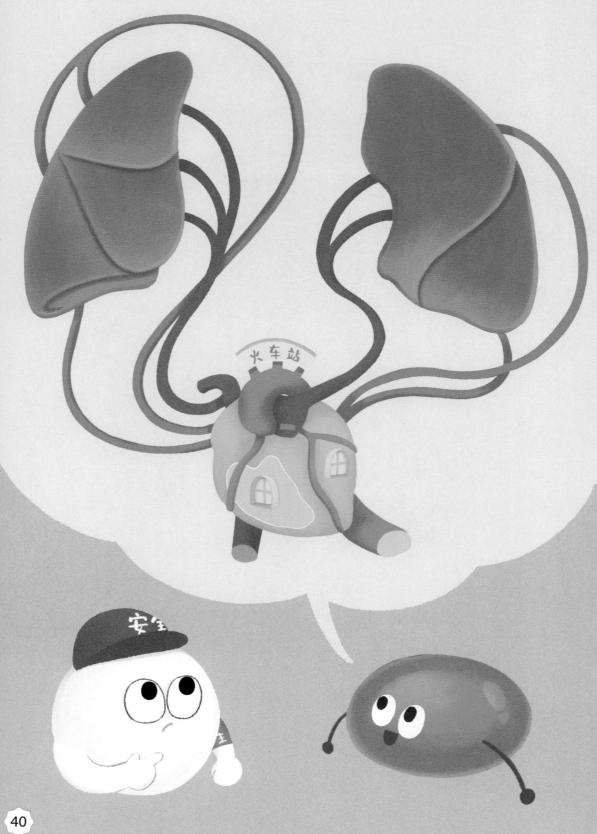

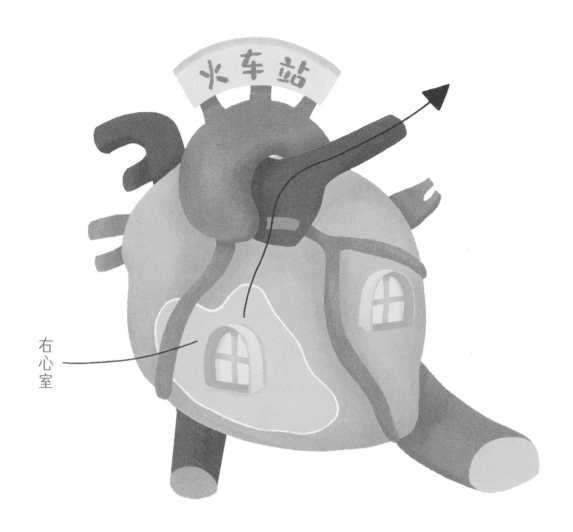

右心室

"对了,红红,刚才列车运行的路线怎么没有经过肺呀?"白白托着圆圆的下巴,突然又问。

"哈哈,那正是下次旅行,也就是我之前提到的,处理二氧化碳的特别程序,叫肺循环。肺循环与体循环合称血液循环,它的奥妙可多了。"还没等我讲完,列车已经迅速来到了肺循环的始发站台——右心室。

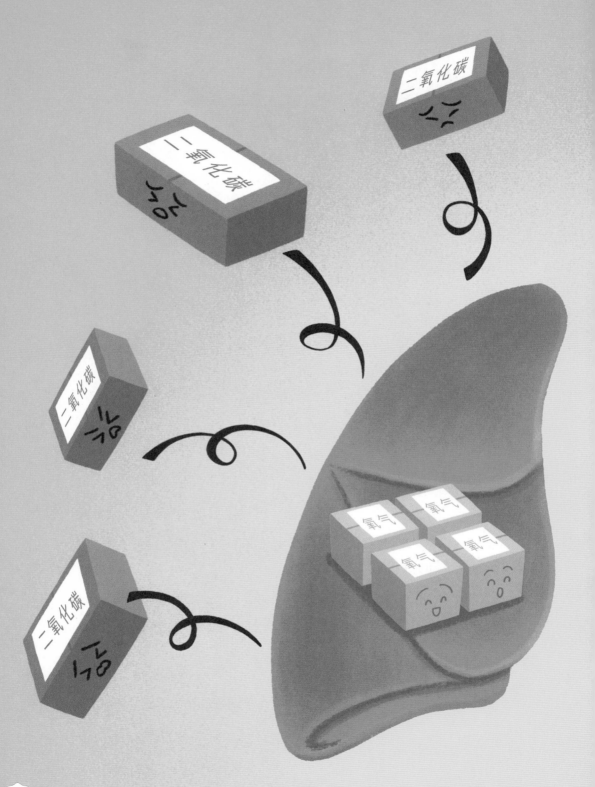

再次经历了震动提速后，我们来到了肺部。肺是气体交换的主要场所，我们在这里卸下了从体循环带回的废气——二氧化碳，又把小布丁刚刚吸进来的新鲜氧气装上列车。

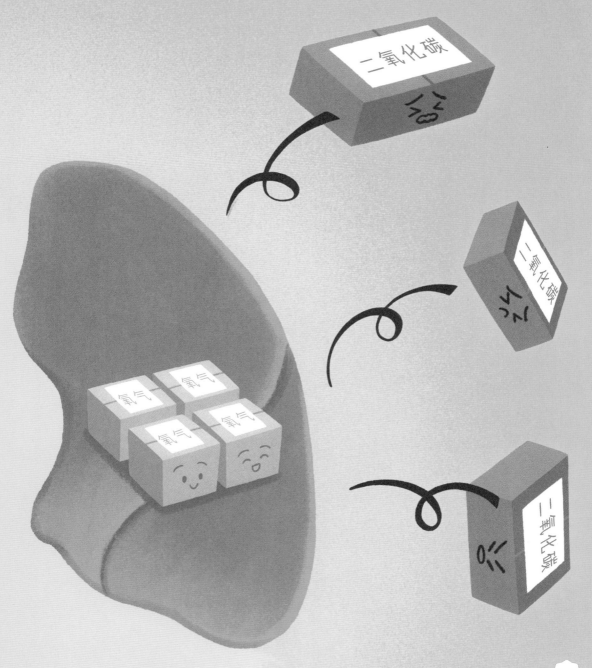

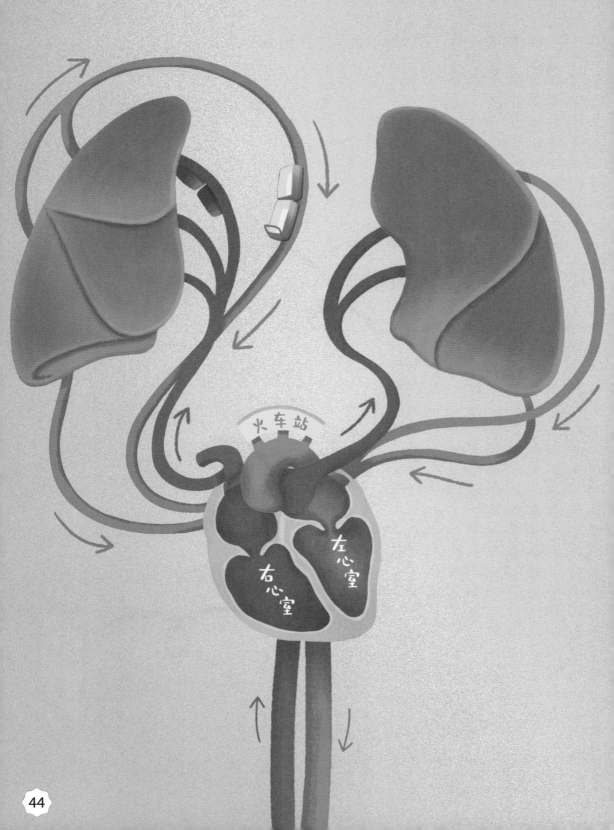

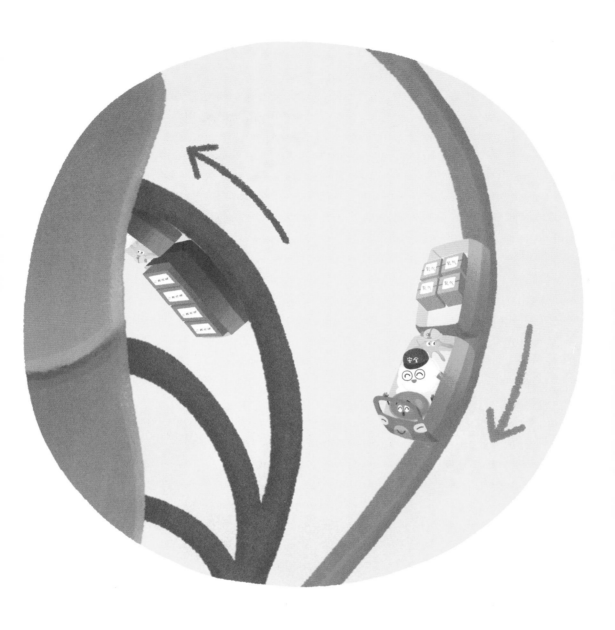

　　补充了新鲜氧气，大家又变得容光焕发，列车也再次变色。

　　不远的未来，鲜红色的血液列车，又将沿着宽阔的主动脉干线，向着身体的各个部位，开始新一次的旅程……

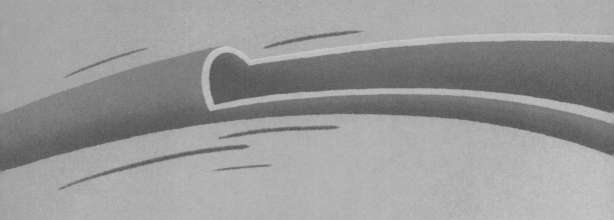

为了小布丁的健康成长，我们将不辞辛苦，不畏牺牲，永远前行！

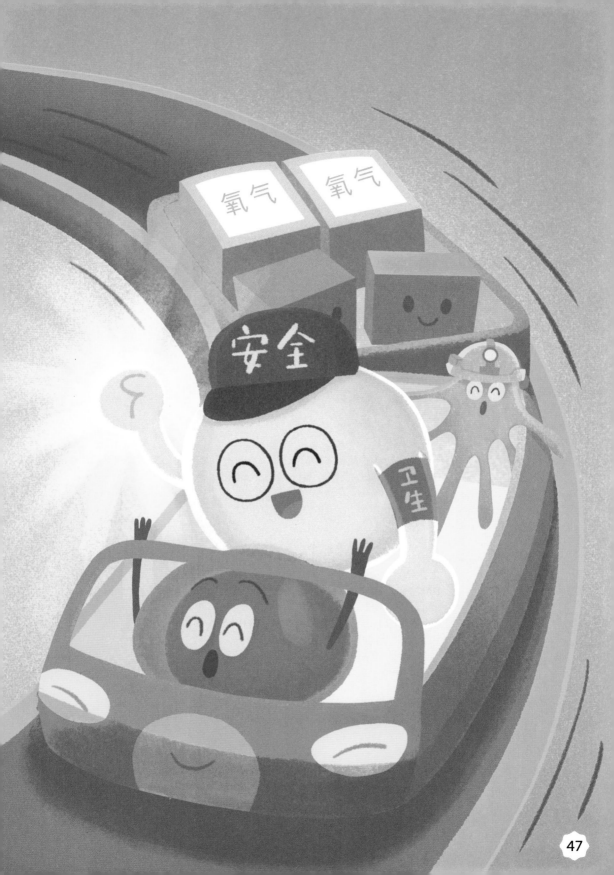

图书在版编目(CIP)数据

血液列车运行记 / 赵静著；李依芯，刘朝阳绘. —
北京：人民卫生出版社，2024.4
（发生在人体里的科普童话）
ISBN 978-7-117-34895-9

Ⅰ. ①血⋯　Ⅱ. ①赵⋯ ②李⋯ ③刘⋯　Ⅲ. ①血液循
环—儿童读物　Ⅳ. ①R331-49

中国国家版本馆 CIP 数据核字（2023）第 113963 号

人卫智网	www.ipmph.com	医学教育、学术、考试、健康，购书智慧智能综合服务平台
人卫官网	www.pmph.com	人卫官方资讯发布平台

发生在人体里的科普童话
血液列车运行记
Fasheng Zai Renti Li de Kepu Tonghua
Xueye Lieche Yunxingji

著：赵　静
绘：李依芯　刘朝阳
出版发行：人民卫生出版社（中继线 010-59780011）
地　　址：北京市朝阳区潘家园南里 19 号
邮　　编：100021
E - mail：pmph @ pmph.com
购书热线：010-59787592　010-59787584　010-65264830
印　　刷：北京盛通印刷股份有限公司
经　　销：新华书店
开　　本：710×1000　1/16　印张：3
字　　数：34 千字
版　　次：2024 年 4 月第 1 版
印　　次：2024 年 6 月第 1 次印刷
标准书号：ISBN 978-7-117-34895-9
定　　价：35.00元
打击盗版举报电话：010-59787491　E-mail：WQ @ pmph.com
质量问题联系电话：010-59787234　E-mail：zhiliang @ pmph.com
数字融合服务电话：4001118166　E-mail：zengzhi @ pmph.com

52检